ALLES ÜBER

Asthma

Dr. Sheila Harrison

Haftungsausschluss

Dieser Inhalt dient der allgemeinen Information über die Erkrankung und soll Sie in die Lage versetzen, bei Bedarf umgehend ärztliche Hilfe in Anspruch zu nehmen, um Komplikationen vorzubeugen. Es muss unbedingt betont werden, dass diese Informationen keinen Ersatz für die Konsultation eines qualifizierten Arztes darstellen. Der Bereich der medizinischen Wissenschaft entwickelt sich ständig weiter und aufgrund der Dynamik des medizinischen Wissens empfehlen wir, den Rat eines Experten einzuholen, wenn Sie auf Unstimmigkeiten stoßen oder beabsichtigen, auf der Grundlage der in diesem Inhalt enthaltenen Informationen Maßnahmen zu ergreifen. Missachten Sie niemals die professionelle medizinische Beratung und verzögern Sie die Behandlung niemals auf der Grundlage von Informationen, die Sie online, einschließlich dieses Materials, oder aus einer anderen Online-Quelle gelesen haben. Denken Sie immer daran, dass das Internet Sie nicht heilen kann. Heilung kommt vielmehr durch die Führung medizinischer Fachkräfte und die Vorsehung Gottes zustande.

Inhaltsverzeichnis

Überblick

Schätzungen der Weltgesundheitsorganisation (WHO) zufolge litten im Jahr 2019 weltweit 262 Millionen Menschen an Asthma. Es wurde beobachtet, dass die Diagnosedaten von Asthma häufig niedrig sind, insbesondere in Ländern mit niedrigem Einkommen. Asthmapatienten können ein glückliches und erfülltes Leben führen, sofern sie sich ihrer Krankheit bewusst sind und sich angemessen darum kümmern, auch wenn es keine bekannte Heilung gibt.

Asthma ist eine chronische Lungenerkrankung, die jeden in jedem Alter treffen kann. Entzündungen und Steifheit der die Atemwege umgebenden Muskeln erschweren das Atmen.

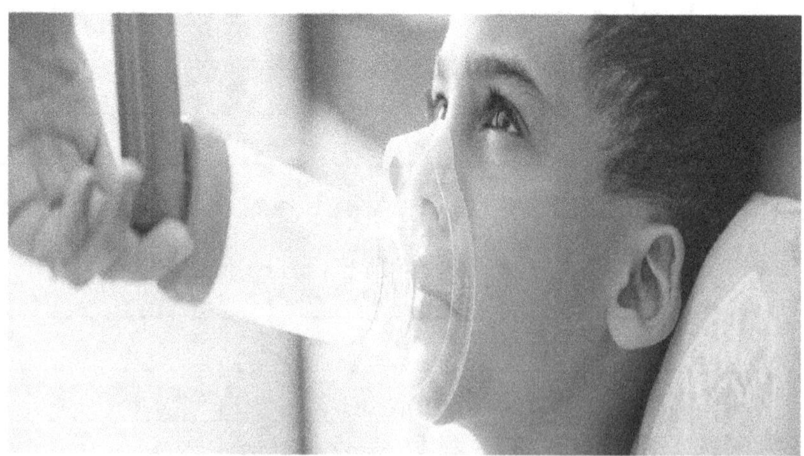

Hintergrund

Asthma ist eine weltweit verbreitete chronische Erkrankung und betrifft in den USA etwa 26 Millionen Menschen. Es handelt sich um die häufigste chronische Erkrankung im Kindesalter, die weltweit schätzungsweise 6 Millionen Fälle ausmacht, und die Hauptursache für pädiatrische Krankenhauseinweisungen in den Vereinigten Staaten.

Die Ätiologie von Asthma ist komplex und umfasst eine Entzündung der Atemwege, eine zeitweilige Einschränkung des Luftstroms und eine Überempfindlichkeit der Bronchien. Abgesehen von Schleimsekretion und Atemwegs Ödemen geht es bei Asthma auch um einen entzündlichen Prozess, der vorübergehend, subakut oder chronisch sein kann, der die Reaktionsfähigkeit der Bronchien verschlechtert und den Luftstrom einschränkt.

Es gibt unterschiedliche Grade von Hyperplasie der glatten Muskulatur, übermäßiger Schleimsekretion, Abschuppung des Epithels, Umbau der Atemwege sowie Infiltration eosinophiler und mononukleärer Zellen. Patienten mit Asthma, die an einer bronchialen Hyperreaktivität leiden, die oft als Hyperreaktivität der Atemwege bezeichnet wird, reagieren überreagiert auf eine Reihe von Reizen aus der Umgebung und von innen. Die beiden beteiligten Prozesse sind die direkte Aktivierung der glatten Atemwegsmuskulatur und die indirekte Stimulation durch pharmakologisch aktive Chemikalien aus Zellen, die Mediatoren absondern, wie Mastzellen oder nicht myelinisierte sensorische Neuronen. Der Grad der Überempfindlichkeit der Atemwege und die Intensität der Asthmasymptome korrelieren normalerweise.

Die Spirometrie unter Verwendung der Bronchodilatator Reaktion sollte der Haupttest zur Bestätigung der Asthma Diagnose sein. Bei allen Personen mit akutem Asthma wird eine Pulsoxymetrie-Messung bevorzugt, um eine Hypoxie auszuschließen. Die meisten Patienten mit Asthma Symptomen erhalten als erste bildgebende Beurteilung immer noch eine Röntgenaufnahme des Brustkorbs; Allerdings haben die meisten dieser Personen normale Befunde im Röntgenbild des Brustkorbs oder Signale, die auf eine Hyperinflation hinweisen könnten. Die Belastungsergometrie ist der Goldstandard für die Diagnose von Patienten mit durch körperliche Betätigung verursachten Bronchospasmen.

Die körperlichen Symptome von Asthma werden von der Schwere der Erkrankung beeinflusst, unabhängig davon, ob eine akute Episode auftritt und wie stark das Ereignis ist. Es gibt vier Kategorien für den Schweregrad von Asthma: mäßig anhaltend, schwer anhaltend, intermittierend und leicht anhaltend. Je nachdem, wie schlimm das Asthma ist, kann es zu leichten, mittelschweren oder schweren Exazerbationen kommen.

Das pharmakologische Management umfasst den Einsatz von Medikamenten zur Kontrolle und Linderung. Zu den Kontroll Medikamenten gehören inhalative Kortikosteroide, Leukotrien-Modifikatoren, Leuphyllin (Theo-24, Theochron, Uniphyl), langwirksame Bronchodilatatoren (Beta-Agonisten und Anticholinergika), Anti-IgE, Anti-IL-5 und Anti-IL-4/IL -13 Antikörper. Zu den Schmerzmitteln gehören das Ipratropium (Atrovent), systemische Kortikosteroide und kurzwirksame Bronchodilatatoren. Abhängig von der Schwere der Exazerbation wird eine Krankenhauseinweisung empfohlen, nachdem ein Patient drei Dosen eines inhalativen Bronchodilatators erhalten hat. Bei Patienten sollte in der Regel alle ein bis sechs Monate eine Asthma Kontrolluntersuchung durchgeführt werden.

Auswirkungen von Asthma weltweit

Insbesondere in Ländern mit niedrigem und mittlerem Einkommen kommt es häufig zu einer unzureichenden Diagnose und unzureichenden Behandlung von Asthma. Unbehandelte Asthmatiker können Probleme beim Einschlafen haben, sich tagsüber erschöpft fühlen und Schwierigkeiten haben, sich zu konzentrieren. Asthmatiker verpassen möglicherweise die Arbeit oder die Schule, was eine finanzielle Belastung für die Familie und die Gemeinschaft insgesamt darstellen kann. Wenn die Symptome eines Asthmatikers schwerwiegend sind, kann er eine Notfallversorgung sowie eine Krankenhauseinweisung zur Behandlung und Überwachung benötigen. Schwere Asthmaanfälle können tödlich sein.

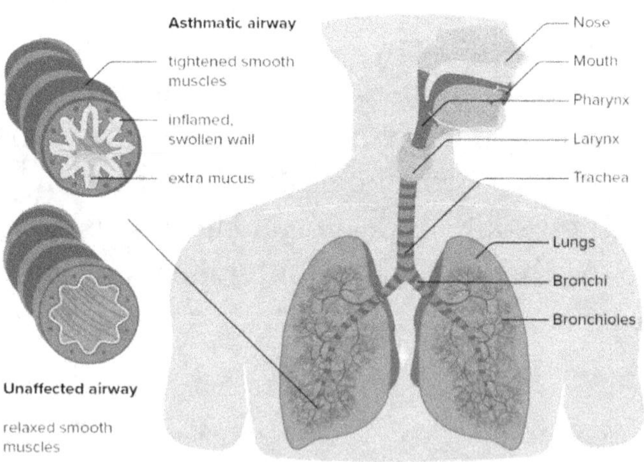

Wichtige Fakten

- Asthma ist eine schwere, nicht übertragbare Krankheit (NCD), die sowohl Erwachsene als auch Kinder betrifft und die häufigste chronische Erkrankung bei Kindern ist.
- Die Entzündung und Verengung der engen Atemwege der Lunge führt zu Asthma-Symptomen, zu denen jede Kombination aus Husten, pfeifenden Atemgeräuschen, Kurzatmigkeit und Engegefühl in der Brust gehören kann.
- Mit inhalativen Medikamenten können Menschen mit Asthma einen normalen, aktiven Lebensstil aufrechterhalten und gleichzeitig ihre Symptome kontrollieren.
- Asthmasymptome können durch die Reduzierung von Asthma Auslösern gelindert werden.
- Die meisten Todesfälle durch Asthma ereignen sich in Ländern mit niedrigem und niedrigem mittlerem Einkommen, wo es schwierig sein kann, die Erkrankung zu erkennen und zu behandeln.
- Im Rahmen ihrer Mission, die weltweite Belastung durch nichtübertragbare Krankheiten zu verringern und die allgemeine Gesundheitsversorgung voranzutreiben, setzt sich die WHO dafür ein, die Diagnose, Behandlung und Überwachung von Asthma zu verbessern.

Abschnitt 1
Einführung

Asthma ist eine entzündliche Erkrankung, die dazu führt, dass die Atemwege extrem empfindlich auf einen Auslöser reagieren. Eine Verengung der Atemwege und Entzündungen erschweren das Atmen. Das Einatmen von Luft reinigt das Blut, während es durch die Luftröhre und die Atemwege in die Lunge eines gesunden Menschen gelangt. Diese Atemwege haben Flimmerhärchen, die Schleim absondern, und glatte Muskeln entlang ihrer Wände. Flimmerhärchen verhindern, dass Staub in die Atemwege gelangt.

Der Schweregrad der Erkrankung kann von leicht bis sehr schwer reichen. Im Frühstadium kommt es seltener zu Asthmaanfällen; Dennoch hat ihre Lebensqualität in den späteren Stadien erheblich abgenommen.

Während eines Asthmaanfalls schwellen diese glatten Muskeln an und entzünden sich, was dazu führt, dass die Flimmerhärchen übermäßig viel Schleim absondern und die Atemwege verstopfen.

Die folgenden Ursachen für einen Asthmaanfall sind:

1. Anspannung der Muskeln, die die Atemwege auskleiden
2. Erhöhte Schleimsekretion
3. Entzündung der Atemwege

Sektion 2
Symptome

Asthma kann eine gefährliche Krankheit sein, aber mit der richtigen Pflege kann es auch behandelt werden. Menschen mit Asthma Symptomen sollten einen Arzt aufsuchen. Zu den Symptomen gehören das Engegefühl in der Brust, pfeifende Atmung, Husten und Atemnot. Diese Symptome können mit der Zeit schlimmer oder besser werden.

Die Symptome von Asthma können von Person zu Person unterschiedlich sein. Gelegentlich verschlimmern sich die Symptome plötzlich. Dies wird als Asthmaanfall bezeichnet. Die Symptome verschlimmern sich häufig nachts oder während des Trainings.

Zu den häufigsten Symptomen von Asthma gehören:

- Ein chronischer Husten, besonders nachts.
- Gelegentliches Keuchen beim Ein- und Ausatmen.
- Atembeschwerden oder Kurzatmigkeit, gelegentlich auch in Ruhe.
- Engegefühl in der Brust, was tiefes Atmen erschwert.
- Husten

- Probleme beim Einschlafen.
- Wiederkehrende Atemwegserkrankungen.
- Agitation.
- Schwierigkeiten beim Konversieren und Trainieren.
- Anfälle, die zu bestimmten Zeiten (nächtlich), während der Arbeit oder während einer Aktivität (durch körperliche Betätigung hervorgerufen) auftreten

Bei manchen Menschen verschlechtern sich die Symptome, wenn sie erkältet sind oder die Temperatur sinkt. Weitere Auslöser sind Tierfelle und -federn, scharfe Seifen, Rauchen, Staub, Dämpfe, Pollen von Gräsern und Bäumen sowie Gerüche.

Die Symptome können auch durch bestimmte Krankheiten hervorgerufen werden. Personen, die Symptome zeigen, sollten einen Arzt aufsuchen.

Sektion 3
Ursachen von Asthma

Derzeit gibt es keine nachgewiesene Ursache für Asthma, obwohl eine Reihe von Faktoren mit einem erhöhten Risiko für die Entwicklung der Erkrankung in Verbindung gebracht werden und es normalerweise schwierig ist, eine einzelne, direkte Ursache zu bestimmen. Die jetzt veröffentlichte Literatur zeigt, dass die Entwicklung der Krankheit sowohl durch Umweltfaktoren als auch durch genetische Faktoren beeinflusst wird.

1. **Genetische Faktoren:** Zahlreiche Gene wurden mit einer erhöhten Anfälligkeit für Asthma-Risikofaktoren in Verbindung gebracht. Andere Familienmitglieder, die ebenfalls an Asthma leiden, insbesondere nahe Verwandte wie Eltern oder Geschwister, erhöhen das Risiko, an Asthma zu erkranken.

2. **Umweltfaktoren:** Die Umgebung enthält eine Vielzahl von Verbindungen, die als Allergene bezeichnet werden und die Atemwege reizen. Eine Entzündung entsteht dadurch, dass die Schleimhaut als Reaktion auf den Kontakt mit dem Allergen verschiedene Moleküle, wie z. B. Interleukine, absondert. Ekzeme und Rhinitis (Heuschnupfen) gehören zu den weiteren allergischen Erkrankungen, die auftreten

können. Es wird angenommen, dass das Asthmarisiko auch durch die Exposition gegenüber einer Vielzahl von Umwelt Allergenen und Reizstoffen wie Schimmel, Luftverschmutzung im Innen- und Außenbereich, Hausstaubmilben sowie Staub, Dämpfen und Chemikalien am Arbeitsplatz erhöht wird.

3. **Urbanisierung:** Es ist bekannt, dass die Asthmaprävalenz mit der Urbanisierung zunimmt, was höchstwahrscheinlich auf verschiedene Lebensstil Variablen zurückzuführen ist.

4. **Lebensstil:** Frühe Lebenserfahrungen wirken sich auf die Entwicklung der Lunge aus und können die Wahrscheinlichkeit erhöhen, an Asthma zu erkranken. Dazu gehören Frühgeburtlichkeit, niedriges Geburtsgewicht, Belastung durch Tabakrauch und andere Luftverschmutzungen, Quellen sowie virale Atemwegsinfektionen.

5. **Fettleibigkeit:** Fettleibige oder übergewichtige Personen und Kinder entwickeln häufiger Asthma.

Sektion 4
Asthmaauslöser

Nachfolgend sind die häufigsten Auslöser/Umweltallergene aufgeführt:

1. Pollen
2. Staub
3. Pilzsporen
4. Haustierfell
5. Kalte Luft
6. Rauch
7. Übung
8. Medikamente wie Aspirin, Ibuprofen, Betablocker
9. Luftverschmutzer
10. Emotionaler Stress
11. Gastroösophageale Refluxkrankheit
12. Dem Essen wurden Konservierungsstoffe zugesetzt
13. Nahrungsmittelallergene wie Garnelen, Erdnüsse

Abschnitt 5
Risikofaktoren

1. **Fettleibigkeit:** Es erhöht die Wahrscheinlichkeit, an der Krankheit zu erkranken.

2. **Hygienehypothese:** Der Theorie zufolge führt ein übermäßiger Schutz von Kindern vor Staub und anderen Allergenen außerhalb ihres Körpers dazu, dass die Schleimhaut Wände ihrer Atemwege überempfindlich werden, wenn sie ihnen schließlich ausgesetzt werden.

3. **Vorgeschichte anderer allergischer Erkrankungen**: Das Immunsystem einer Person kann durch frühere allergische Erkrankungen wie Rhinitis und Ekzeme ausgelöst werden, was die Wahrscheinlichkeit erhöht, Asthma zu entwickeln.

4. **Virusinfektionen:** Es wurde nachgewiesen, dass eine positive Vorgeschichte einer Infektion mit dem Respiratory Syncytial Virus (RSV) im späteren Leben Asthma verursacht.

Abschnitt 6

Arten von Asthma

1. **Asthma im Kindesalter:** Dabei handelt es sich um Asthmaanfälle im extrem frühen Lebensalter, die in der Regel genetisch bedingt sind oder in der Familie Allergien haben.

2. **Asthma bei Jugendlichen:** Die Symptome werden meist durch eine Viruserkrankung in der Vorgeschichte verursacht und treten zunächst während der Pubertät auf.

3. **Berufsbedingtes Asthma:** Die Symptome hängen mit einer bestimmten Branche zusammen, in der der Arbeiter entzündlichen Allergenen ausgesetzt ist, beispielsweise in der Gummi-, Farbstoff- oder Petrochemie-Branche.

4. **Saisonales Asthma:** Die Symptome verschlimmern sich nur zu bestimmten Jahreszeiten, beispielsweise im Frühling, wenn Pollen in der Luft sind. Pollen können bei verschiedenen Erkrankungen als Auslöser eines Asthmaanfalls wirken.

5. **Durch körperliche Aktivität verursachtes Asthma:**Normalerweise wird Staub aus der Luft entfernt, bevor er die Lunge erreicht, indem er in das Atmungssystem gelangt. Bei sportlicher Betätigung tendieren Menschen jedoch dazu, schneller und häufiger durch den Mund zu atmen. Dadurch findet keine Filterung der Luft statt, die in die Lunge gelangt.

6. **Aspirin-induziertes Asthma:** Bei diesem Typ kann die Einnahme von Medikamenten wie Ibuprofen oder Aspirin zu einem Asthmaanfall führen.

7. **Asthma, das nachts aufflammt:** Nachts kommt es zu einem Ausbruch oder einer Verschlimmerung dieser Art von Asthma.

8. **Variante von Husten-Asthma:** Schleim wird von dieser Art nicht abgesondert. Es besteht ein langanhaltender, anhaltender trockener Husten, der bei entsprechender Behandlung zu schwerem Asthma führen kann.

Abschnitt 7

Diagnose

Zur Diagnosestellung werden folgende Tests durchgeführt:

1. **Familiengeschichte:** Es wird erhoben, um die Prävalenz von Asthma in der Familie zu ermitteln.

2. **Allergische Vorgeschichte:** Anamnese für jede andere bei der Person vorhandene Überempfindlichkeit.

3. **Körperliche Untersuchung:** Zur Diagnose von Asthma wird die Lunge auf pfeifende Atemgeräusche abgehört, Nase und Rachen auf Schwellungen untersucht und auf tonnenförmige Brust untersucht, die bei Kindern mit Asthma im Kindesalter häufig vorkommt.

4. **Patch Test:** Dabei werden auslösende Allergene identifiziert, indem verschiedene Allergene mit der Haut in Kontakt gebracht und die Empfindlichkeit gegeneinander überprüft wird.

5. **Brust Röntgen:** Bei schweren Asthmaanfällen kann ein Arzt eine

Röntgenaufnahme des Brustkorbs empfehlen. Röntgenaufnahmen des Brustkorbs helfen auch bei der Diagnose von Lungen- oder Herzerkrankungen bei Asthmapatienten, die entsprechende Symptome aufweisen.

6. **Lungenfunktionstest:** Dabei werden verschiedene Lungenkapazitäten wie Ein- und Ausatmung überprüft, die bei Asthma beeinträchtigt sind.

7. **Bluttests:** Zur Überprüfung des Immunglobulin-E-Spiegels, der bei Überempfindlichkeit Erkrankungen wie Asthma ansteigt.

Sektion 8
Medikamente, Behandlung und Prävention

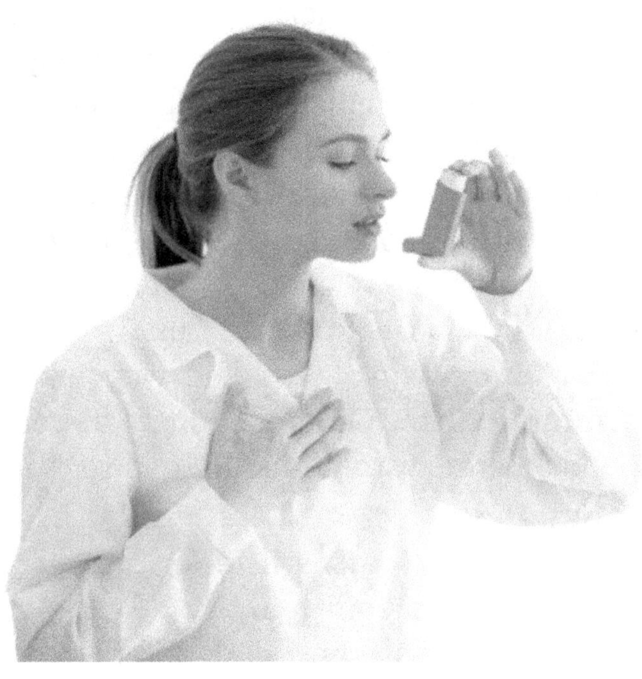

Pharmazeutische Überwachung/Kontrolle

Im Allgemeinen gibt es zwei Arten von Asthmamedikamenten, je nachdem, ob es sich um eine langfristige Strategie oder einen akuten Asthmaanfall handelt:

1. **Behandlung eines akuten Anfalls / schnelle Linderung (auch Bedarfsmedikamente genannt):** Medikamente zur schnellen Linderung werden eingesetzt, um akute Asthma-Exazerbationen zu lindern und den Symptomen einer belastungsbedingten Bronchokonstriktion (EIB) vorzubeugen. Diese Medikamente beschleunigen den Heilungsprozess nach akuten Exazerbationen und umfassen Salbutamol, einen kurzwirksamen Beta-Agonisten (SABA) und systemische Kortikosteroide. kann unter ärztlicher Aufsicht verabreicht werden. Eine akute Entzündung: Reduzierung wird durch die Verwendung von Steroiden wie Beclometason erreicht. Zur Verabreichung dieser beiden Medikamente werden Inhalatoren verwendet.

2. **Langfristige Vorbeugung/Kontrollbehandlung:** Leukotrien-Antagonisten und Mastzellstabilisatoren sind zwei Beispiele für Medikamente, mit denen die Freisetzung von Entzündungsstoffen verhindert werden kann. Zu den zur Langzeitbehandlung eingesetzten Medikamenten gehören inhalative Kortikosteroide (ICS), langwirksame Beta-Agonisten (LABAs) [102, 103], langwirksame Anticholinergika, kombinierte inhalative Kortikosteroide und langwirksame Beta-Agonisten, Methylxanthine und Leukotrien-Rezeptor-Antagonisten. Während

inhalative Kortikosteroide im Allgemeinen als Mittel der ersten Wahl zur Behandlung von chronischem Asthma gelten, ist die Reaktion auf diese Behandlung bei den einzelnen Patienten sehr unterschiedlich.

Es gibt verschiedene Behandlungsmöglichkeiten für Asthma, eine Heilung für die Erkrankung gibt es jedoch noch nicht. Die direkte Inhalation von Medikamenten in die Lunge ist die häufigste Behandlungsmethode.

Asthmatiker können durch die Verwendung von Inhalatoren ein normales, aktives Leben führen und ihre Erkrankung besser in den Griff bekommen.

Grundsätzlich gibt es zwei Arten von Inhalatoren:

- Bronchodilatatoren (wie Salbutamol), die die Atemwege öffnen und die Symptome lindern; Und
- Steroide (wie Beclometason), die Entzündungen in den Atemwegen reduzieren, was die Asthmasymptome verbessert und das Risiko schwerer Asthmaanfälle und Todesfälle verringert.

Menschen mit Asthma müssen ihren Inhalator möglicherweise täglich einnehmen. Die Behandlung hängt davon ab, wie oft die Symptome auftreten und welche Art von Inhalatoren verfügbar sind.

Insbesondere bei kleinen Kindern oder im Notfall kann die Verwendung eines Inhalators schwierig sein. Die Verwendung eines Abstandhalters erleichtert die Verwendung eines Aerosol-Inhalators. Dadurch kann das Medikament leichter in die Lunge gelangen und absorbiert werden. Ein Abstandshalter ist ein Kunststoffgurt mit einem Mundstück oder einer Maske an einem Ende und einem Inhalationsloch am anderen Ende. Mit einer 500-ml-Plastikflasche können Sie einen erschwinglichen, handgefertigten Abstandshalter herstellen, der genauso gut funktioniert wie im Handel erhältliche.

In vielen Ländern ist es schwierig, Inhalatoren zu bekommen. Im Jahr 2021 waren Bronchodilatatoren in der Hälfte der Länder mit niedrigem und niedrigem mittlerem Einkommen erhältlich, während Steroid-Inhalatoren in einem Drittel der öffentlichen Einrichtungen der primären Gesundheitsversorgung erhältlich waren. Die Verbesserung des Wissens der Gemeinschaft ist auch wichtig, um die Stigmatisierung und Mythen rund um Asthma unter bestimmten Umständen zu beseitigen.

Salbutamol

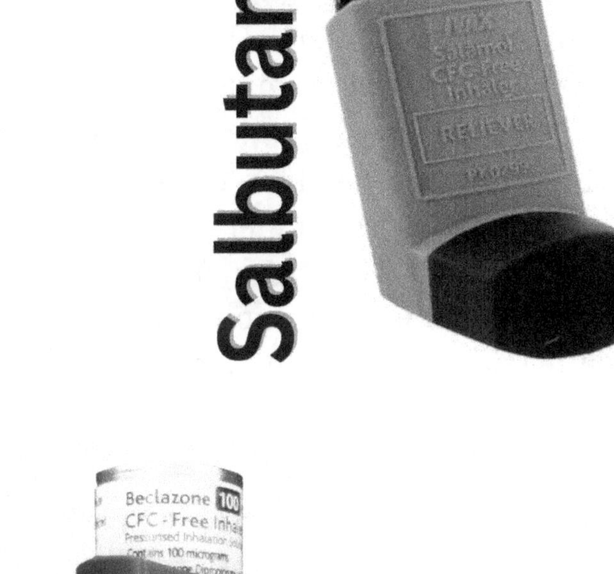

Beclometasone

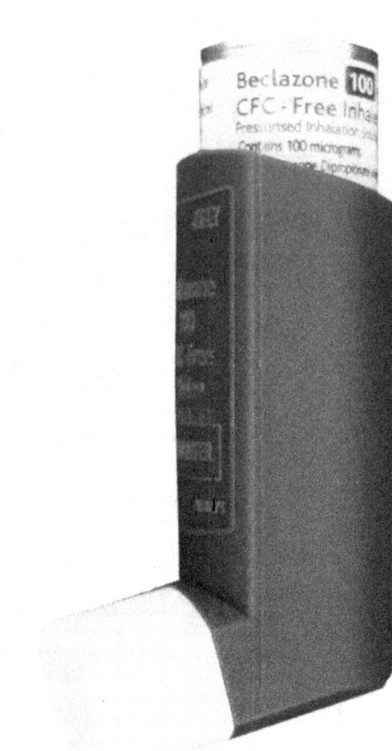

Selbstpflege

Asthmatiker und ihre Familien müssen aufgeklärt werden, damit sie mehr über ihre Erkrankung verstehen. Dazu gehören die Auslöser, von denen man Abstand halten sollte, die derzeit verfügbaren Therapien und die Symptombehandlung zu Hause.

Für Menschen ist es wichtig zu verstehen, wann sie ihre Therapie verstärken müssen, wenn sich ihre Symptome verschlimmern, um einen katastrophalen Asthmaanfall zu vermeiden. Ärzte können Patienten einen Asthma-Aktionsplan zur Verfügung stellen, damit sie ihr Asthma besser kontrollieren können.

Umweltkontrolle

Die Einwirkung von Umwelt Reizstoffen kann einen erheblichen Einfluss auf die Verschlechterung der Symptome haben. Daher ist es bei Personen mit anhaltendem Asthma von entscheidender Bedeutung, die Anfälligkeit für Langzeit Allergene in Innenräumen mit Hilfe von In-vitro-Tests oder Hauttests zu beurteilen. Sobald die Allergene, die das Problem verursachen, ermittelt wurden, geben Sie den Patienten Hinweise, wie sie diese Expositionen verhindern können. Informationen zur Vermeidung der Exposition gegenüber Passiv- und Tabakrauch aus erster Hand sind auch für Asthmapatienten von Vorteil.

Abhängig von seiner Größe und seinen Eigenschaften gibt es verschiedene Strategien, um sich von einem bestimmten Allergen fernzuhalten. Sobald eine Allergie vermieden wird, sollten die Symptome in der Regel recht schnell verschwinden; Dennoch kann das Allergen selbst (z. B. Katzenhaare) nach der ersten Beseitigung der Quelle noch Monate in der Luft bleiben. Einzelne Anstrengungen allein sind selten erfolgreich, sodass ein ganzheitlicher Plan erforderlich ist.

Eine umfassende Allergenvermeidung im ersten Lebensjahr verzögert den Ausbruch von Asthma bei Personen mit hohem erblichen Risiko deutlich; Die Auswirkungen treten früh in der Kindheit auf und bleiben bis ins Erwachsenenalter bestehen.

Das Haus ist der Ort, an dem Sie die meiste Zeit verbringen sollten – zwischen dreißig und sechzig Prozent. Die Wohnungen der Patienten sollten regelmäßig gereinigt und entstaubt werden. Wenn Patienten nicht auf das Staubsaugen verzichten können, sollten sie eine Gesichtsmaske oder einen Staubsauger mit Doppelbeutel und hocheffizientem Partikelluftfilter tragen. Wenn möglich, kann ein Umzug in eine höhere Etage des Hauses (weniger Staub und Schimmel) oder in eine neue Nachbarschaft (weniger Kakerlaken) in Betracht gezogen werden. Es ist wichtig, dass Sie sowohl aktiv als auch passiv auf das Rauchen verzichten.

Es wurde nicht nachgewiesen, dass Raumluft Ionisierer Menschen mit anhaltendem Asthma helfen, und das von diesen Geräten erzeugte Ozon kann für manche Menschen schädlich sein. Zu den mit dem Zuhause verbundenen Faktoren gehören Hausstaubmilben, Tiere, Kakerlaken, Schimmel und Pollen (weitere Einzelheiten finden Sie unter Aeroallergene in Innenräumen).

Luftverschmutzung durch den Verkehr kann das Risiko von Keuchen und Asthma erhöhen, insbesondere bei Personen mit hoher EPHX1-Gen- und Enzymaktivität. Dies könnte durch die Entstehung von oxidativem Stress in den Atemwegen vermittelt werden.

Staubmilben

Das Hauptallergen für Hausstaubmilben (Dermatophagoides pteronyssinus und Farina, Größe 30 µm) ist ein Darmenzym auf Stuhl Partikeln. Das Allergen sitzt auf dem Stoff und macht die Luftfilterung aufgrund seiner relativ großen Größe unwirksam. Eine Methode zur Vorbeugung von Hausstaubmilben ist die Verwendung undurchlässiger Bezüge (der wichtigste Eingriff bei Matratzen, Kissen und Bettdecken). Eine andere besteht darin, Teppiche von den Betten zu entfernen, Polstermöbel einzuschränken, die Anzahl der Jalousien zu reduzieren, andere Bettwäsche in heißem Wasser zu waschen (54,4 °C (130 °F) ist die effektivste Temperatur) und Kleidung in Schubladen und Schränken aufzubewahren. Reduzieren Sie die Anzahl Ihrer Kuscheltiere und waschen Sie sie entweder wöchentlich oder legen Sie sie gelegentlich in den Gefrierschrank. Reduzieren Sie die Luftfeuchtigkeit im Raum auf unter 50 %.

Da Hautschuppen, Speichel, Urin und Serumproteine von Katzen und anderen Tieren so klein sind (1–20 µm), handelt es sich bei den meisten dieser Allergene um Luft Allergene in Innenräumen. Zu den Vermeidungs Taktiken gehören das Entfernen von Tieren aus dem Haus – oder zumindest dem Schlafzimmer – und das Reinigen von Katzen und Hunden bis zu zweimal pro Woche sowie das Blockieren von Lüftungsschlitzen in Heizungs- und Kühlkanälen mit dichtem Filtermaterial. Katzen Antigene wurden in Häusern und Arbeitsplätzen gefunden, in denen noch nie Katzen gelebt haben, was die Bedeutung einer regelmäßigen Reinigung unterstreicht. Auch wenn die Katze ihr Zuhause verlässt, können die Antigene dort bis zu sechs Monate lang bestehen bleiben.

Allergen-Immuntherapie

Ob eine Immuntherapie zur Behandlung von Asthma geeignet ist, steht zur Debatte. Die Wirksamkeit der Asthmabehandlung wurde durch eine Metaanalyse von 75 randomisierten kontrollierten Studien bestätigt, auch wenn einige große, sorgfältig durchgeführte Untersuchungen zu negativen Ergebnissen führten.

Im Bericht des Expertengremiums des National Asthma Education and Prevention Program heißt es, dass eine Immuntherapie in Betracht gezogen werden sollte, wenn die folgenden Umstände erfüllt sind:

- Es besteht kein Zweifel daran, dass die Empfindlichkeit des Patienten gegenüber einem unvermeidlichen Allergen und die Symptome miteinander zusammenhängen.
- Die Symptome bestehen über einen beträchtlichen Teil des Jahres oder das ganze Jahr.
- Wenn ein Patient seine Arzneimitteltherapie nicht einhält, viele Medikamente benötigt oder ineffiziente Medikamente einnimmt, kann die pharmakologische Behandlung der Symptome schwierig sein.

Seit mehr als einem Jahrhundert werden wiederkehrende Injektionen winziger Mengen eines Allergens zur Behandlung von allergischer Rhinitis eingesetzt. Der Nutzen kann noch Jahre nach Beendigung der Behandlung bestehen bleiben, was ein Indiz für den eindeutigen Erfolg der Behandlung ist. Dieses Medikament gilt auch als erforderlich bei Reaktionen auf Wespen- und Bienengift (Hymenopteren), die tödlich sein können. Die Bedeutung wiederholter Allergen-Injektionen bei Asthmapatienten ist umstrittener, wobei die Ansichten von einer relativen Indikation bis zu gar keiner reichen. Bei Personen mit allergisch bedingten Asthma wurden Vorteile nachgewiesen.

Therapie mit monoklonalen Antikörpern

Omalizumab wird Erwachsenen und Kindern ab sechs Jahren mit mittelschwerem bis schwerem anhaltendem Asthma empfohlen, deren Symptome mit inhalativen Kortikosteroiden nicht gut kontrolliert werden können, wenn ein Hauttest ein positives Ergebnis liefert oder eine In-vitro-Reaktivität gegenüber einem mehrjährigen Aeroallergen festgestellt wird. Der IgE-Spiegel sollte zwischen 30 und 700 IE liegen und das Gewicht sollte 150 kg nicht überschreiten.

Hierbei handelt es sich um einen humanisierten murinen IgG-Antikörper, der auf den FC-Anteil des IgE-Antikörpers abzielt, der an Mastzell-Oberflächen haftet. Dieser Antikörper hemmt die durch Mastzell Rezeptoren vermittelte IgE-Anlagerung und verhindert so die Degranulation von Mastzellen, ohne die Degranulation selbst auszulösen.

Bronchiale Thermoplastie

Eine Reihe von Bronchoskopie Techniken werden verwendet, um der Atemwege Wand während der Bronchiale Thermoplastie (BT), einem neuen Asthma Eingriff, regulierte Wärmeenergie zuzuführen.

Asthma in der Schwangerschaft

Asthma verursacht in 4–8 % der Fälle Schwangerschaftskomplikationen. Wenn leichtes Asthma angemessen behandelt wird, können die Ergebnisse für Mütter und Kinder während der Schwangerschaft großartig sein. Schweres und schlecht kontrolliertes Asthma kann das Risiko einer Frühgeburt und anderer perinataler Probleme wie Morbidität und Mortalität der Mutter erhöhen. Schwangerschaftsbedingtes Asthma lässt sich am besten durch Patientenaufklärung, individuelle

Arzneimittel Medikation, objektive Überwachung der Lungenfunktion und Minimierung oder Eliminierung von Asthma Auslösern behandeln. Inhalative Kortikosteroide sind die empfohlene Behandlung für alle Schweregrade von chronischem Asthma während der Schwangerschaft. Schwangeren Frauen mit Asthma Medikamente zu geben, ist eine sicherere Option, als zuzulassen, dass sich der Zustand verschlimmert und die Symptome sich verschlimmern. Das ultimative Ziel der Asthmatherapie besteht darin, hypoxische Episoden bei der Mutter zu verhindern, um die normale Sauerstoffversorgung des Fetus aufrechtzuerhalten.

Annäherung an das Aktivitätsniveau

Das Aktivitätsniveau der Patienten wird typischerweise durch ihre körperliche Betätigung, Fähigkeit und ihre Reaktion auf Medikamente eingeschränkt. Obwohl es keine spezifischen Richtlinien für Asthmapatienten gibt, wird ihnen empfohlen, alles zu vermeiden, was ihre Krankheit verschlimmern könnte.

Durch die Aufrechterhaltung der Asthma-Grundtherapie sollten Belastungssymptome verhindert werden können, da bei vielen Asthmapatienten auch eine belastungsbedingte Bronchokonstriktion auftritt. Personen mit belastungsbedingter Bronchokonstriktion können je nach ihrem Fitnessniveau, der Art der Übung und der Umgebung, in der sie trainieren, möglicherweise nicht in der Lage sein, Sport zu treiben. Viele Patienten berichten von weniger Problemen, wenn sie drinnen oder in einer warmen, feuchten Umgebung trainieren, als wenn sie draußen oder in einer kalten, trockenen Umgebung trainieren.

Ernährungsaspekte

Erkenntnisse aus prospektiven Kohortenstudien und bevölkerungsbezogenen Untersuchungen der letzten Jahre deuten auf einen Zusammenhang zwischen Fettleibigkeit und Asthma hin. Menschen mit einem höheren Body-Mass-Index sind anfälliger für Asthma. In der Nurses' Health-Studie II, einer prospektiven Kohortenstudie mit rund 86.000 erwachsenen Frauen, zeigte ein fünfjähriger Beobachtungszeitraum einen linearen Zusammenhang zwischen dem Body-Mass-Index und dem Risiko, an Asthma zu erkranken. Laut der GINA-Empfehlung von 2019 hatten fettleibige Asthmapatienten mehr Komorbiditäten und eine schlechtere Lungenfunktion als normalgewichtige Asthmapatienten. Für übergewichtige Patienten kann es schwieriger sein, ihr Asthma in den Griff zu bekommen. Dennoch kann ein Gewichtsverlust von

5–10 % die Asthmakontrolle und die Lebensqualität verbessern.

Im Allgemeinen wird keine bestimmte Diät empfohlen. Asthmaanfälle werden normalerweise nicht durch Nahrungsmittelunverträglichkeiten verursacht. Milchhaltige Produkte müssen nicht immer gemieden werden, es sei denn, eine bestimmte Empfindlichkeit liegt eindeutig vor. Nach einer doppelblinden Nahrungsmittelprovokation mit positivem Ergebnis wird die Vermeidung von Nahrungsmitteln empfohlen. Wer empfindlich auf Sulfite reagiert, sollte die Finger davon lassen, da sie mit schwerem Asthma Verschlimmerungen in Verbindung gebracht werden.

Gastroösophageale Refluxkrankheit

Säure in der distalen Speiseröhre kann den Atemwegswiderstand und die Empfindlichkeit durch vagale oder andere neuronale Reaktionen dramatisch erhöhen. Asthma kommt bei Patienten mit GERD dreimal so häufig vor. Bei [16] Eine aggressive Antirefluxtherapie kann bei bestimmten Patienten die Lungenfunktion verbessern und Asthmasymptome lindern. Ein unerklärlicher chronischer Husten oder Asthma Symptome können mit Protonenpumpenhemmern, Antaziden oder H2-Blockern behandelt werden.

Der Tonus des Ösophagussphinkters wird verringert, wenn Theophyllin oder andere Asthmamedikamente eingenommen werden, was zu GERD-Symptomen führen kann. Bei einigen Asthmatikern kommt es zu einem erheblichen Reflux des Magens, selbst wenn sie keine Symptome der Speiseröhre haben.

Sinusitis

50 % der Asthmatiker haben auch Nasenprobleme. Sinusitis ist der Hauptfaktor, der zur Verschlechterung der Asthmasymptome beiträgt. Eine Verschlechterung der Atemwegsbeschwerden kann durch eine akut infektiöse Nebenhöhlenentzündung oder eine anhaltende Entzündung verursacht werden. Die Behandlung von Nasen- und Nebenhöhlenentzündungen verringert die Reaktionsfähigkeit der Atemwege. Um eine akute Sinusitis zu behandeln und die Asthma Symptome zu lindern, müssen mindestens 10 Tage lang Antibiotika eingenommen werden.

Langzeitüberwachung

Die folgenden Kriterien sollten für die laufende Überwachung aller Asthmapatienten verwendet werden, um die Gesamtbehandlung der Erkrankung zu unterstützen:

- Patienten sollten darin geschult werden, eine unzureichende Asthmakontrolle zu erkennen, und medizinisches Fachpersonal sollte bei jedem Besuch die Kontrolle beurteilen, um Anzeichen und Symptome von Asthma zu überwachen.
- Spirometrie und Peak-Flow-Überwachung sollten regelmäßig durchgeführt werden, um die Lungenfunktion im Auge zu behalten.
- Fragen Sie nach eingeschränkten Aktivitäten, Schlafstörungen, fehlenden Arbeits- oder Schultagen und Änderungen in den Verantwortlichkeiten der Pflegekräfte, um die Lebensqualität und den Funktionsstatus zu beurteilen.
- Um den Überblick über die Vorgeschichte von Asthma-Exazerbationen zu behalten, sollten Sie herausfinden, ob Patienten sich selbst im Auge behalten, um Asthma-Exazerbationen zu erkennen, und ob sie von medizinischem Fachpersonal oder auf eigene Faust behandelt werden
- Stellen Sie sicher, dass kurzwirksame Beta-Agonisten wie verordnet angewendet werden und dass die Medikamente Einhaltung bei der Pharmakotherapie überwacht werden.

- Behalten Sie die Patientenzufriedenheit und die Kommunikation zwischen Anbieter und Patient im Auge.

Funktionelle Beurteilung der Atemwegsobstruktion

Messen Sie im Rahmen einer funktionellen Beurteilung einer Atemwegs-Blockade den FEV1 oder den maximalen exspiratorischen Fluss (PEF), um festzustellen, wie gut der Patient auf die Behandlung anspricht. Die PEF-Messung ist kostengünstig und tragbar. Serielle Messungen können verwendet werden, um die Reaktion eines Patienten auf die Therapie und andere relevante Faktoren zu überwachen, wenn entschieden wird, ob er ins Krankenhaus eingeliefert oder aus der Notaufnahme entlassen werden soll. Einer der Nachteile von PEF ist die Abhängigkeit von der Arbeit des Patienten. FEV1 ist stärker belastungsabhängig als PEF.

Beratungen

- Überweisen Sie jeden Patienten mit mittelschwerem bis schwerem anhaltendem Asthma, das schwer zu kontrollieren ist, an einen

Lungenarzt oder Allergologen, um eine angemessene schrittweise Asthmabehandlung sicherzustellen. Darüber hinaus können Sie sie zur weiteren Untersuchung überweisen, um andere Krankheiten wie VCD/ILO auszuschließen. Eine professionelle Überweisung zur weiteren Beurteilung sollte allen Anomalien folgen, die während einer Röntgenuntersuchung des Brustkorbs festgestellt werden.

- Überweisen Sie Patienten an einen Allergologen oder Immunologen für Hauttests, um die Allergenvermeidung in Innenräumen zu unterstützen und eine Immuntherapie zur Behandlung saisonaler allergischer Rhinitis in Betracht zu ziehen.

- Personen, die Anzeichen einer belastungsinduzierten Bronchokonstriktion (EIB) aufweisen, sollten zur Untersuchung an einen Lungenarzt geschickt werden. Bei diesen Patienten sollten Belastungs- oder Bronchoprovokationstests durchgeführt werden, damit Hinweise auf eine Hyperreaktivität der Atemwege festgestellt werden können und auch, wie die Patienten auf die Belastung reagieren.

- Überweisen Sie Patienten zur Diagnose von Erkrankungen der oberen Atemwege oder zur Behandlung einer durch Polypen, Sinusitis oder allergische Rhinitis verursachten Nasenverstopfung an einen HNO-Arzt.

Zusammenfassung der Prävention

Folgende Möglichkeiten können helfen, Angriffe zu minimieren und frühzeitig zu erkennen:

1. Vermeiden Sie auslösende Allergene.
2. Befolgen Sie die Asthmamedikamente genau.
3. Lassen Sie sich mit den neuesten Grippeschutzimpfungen impfen.
4. Vermeiden Sie das Rauchen
5. Ein gesundes Gewicht beibehalten
6. Achten Sie auf eine gute Ernährung
7. Vermeiden Sie bei Belastungsasthma ein intensives Training.
8. Versuchen Sie beim Berufsasthma einen Berufswechsel.
9. Überwachen Sie Ihre Atemfrequenz und Ihr Geräusch.